Précis

de la nature et du traitement du Choléra asiatique

par

G. W. Scharlau,

Docteur en médecine et chirurgie, membre correspondent de la société médicale
à Londres et Stockholm, couronné par l'institut impériale des sciences
et des beaux arts à Venise et par l'académie de médecine
et chirurgie à Ferrara etc.

***

Stettin en Prusse

1854.

Introduction.

Rien n'a opposé plus de difficultés à l'approfondissement
de la nature du Choléra asiatique, que l'idée, qu'il serait d'un
caractère tout à fait particulier, qui ne peut être traité, que
par des remèdes spécifiques.

Le Choléra n'est pas généralement une maladie con-
tagieuse, car s'il l'était, la quarantaine et les cordons sani-
taires seraient utiles, pour en empêcher la propagation; les
médecins et les garde malades en seraient plus souvent
atteints, il ne s'étendrait pas au delà de l'Océan et n'ap-
paraîtrait pas simultanément sur plusieurs points différents
et éloignés, tandis que certaines localités, qui en sont en-
tourées et en contact avec ces dernières, demeurent exemp-
tes du mal.

Le Choléra est le résultat d'influences atmosphériques,
que nous ne sommes pas parvenus à approfondir; mais qui
toutefois, d'après les observateurs attentifs et consciencieux, ne
doivent pas son origine à l'état particulier de la température,
de l'humidité et de la pression de l'air. Mais par suite d'une
longue expérience, j'ai observé constamment un défaut d'électricité de l'air pendant l'épidémie. Le Choléra n'est qu'une
variété de la maladie gastrique, résultant de la constitution
gastrique, laquelle a occupé, depuis vingt six ans, la moitié
septentrionale du globe. La nature du Choléra a beaucoup
de rapport avec la fièvre intermittente et le typhus abdonimal.
Je montrerai plus tard cette conformité, fondée sur une
hyperveinosité du sang et sur l'irritation de la moëlle épinière, sur une suppression des fonctions du foie et sur une
irritation de la membrane muqueuse du tuyau alimentaire.

Depuis dix sept ans, j'ai fait l'observation, que dans les

années, où nous avons eu dans l'Allemagne septentrionale l'épidémie de la fièvre intermittente, cette maladie a fait place au Choléra, soit dans la forme du Choléra sporadique, soit asiatique. Ces formes diffèrent seulement dans leur degré de développement.

La durée de l'épidémie est de $70 - 80$ jours, le plus souvent elle parvient à son apogée entre la 4<u>ième</u> et la 7<u>ième</u> semaine, tant à l'égard du nombre des cas qu'à celui de l'intensité.

Nous avons eu à Stettin en 1848:

dans la prémière semaine 30 cas et 23 décès

„	„	seconde	„	185	„	„ 88	„
„	„	troisième	„	226	„	„ 143	„
„	„	quatrième	„	271	„	„ 199	„
„	„	cinqième	„	406	„	„ 202	„
„	„	sixième	„	225	„	„ 96	„
„	„	septième	„	78	„	„ 39	„
„	„	huitième	„	72	„	„ 43	„
„	„	neuvième	„	65	„	„ 39	„
„	„	dixième	„	45	„	„ 19	„

Le nombre des cas, est presque généralement de quatre pour cent, et des décès de deux pour cent; mais dans quelques épidémies il n'est que, 2, $3\frac{1}{2}$ et 4 pour cent des cas. Par exemple: j'ai rémarqué en 1848 sur 42600 habitants de Stettin 1573 cas et 891 décès, soit pour les premiers $3\frac{4}{5}\ \%$ et pour les seconds $2\ \%$. En 1853 nous avons eu 1032 cas sur 50000 âmes; soit $2\ \%$ et $1\frac{3}{5}\ \%$ de décès. D'accord avec cette observation, on a trouvé en Russie $4\frac{4}{10}\ \%$ des cas et $2\frac{1}{10}\ \%$ des décès.

Je vais donner le résultat de mes expériences de l'année 1848; j'ai traité en 11 semaines 254 cas de Choléra, dont j'ai perdu 21. Pendant les années de 1849, 1850, 1851 et

1853 j'ai eu l'occasion de constater la première observation et loin d'exagérer, je puis assurer, que chaque médecin aura les mêmes résultats, quand il emploiera le même traitement, au commencement de la maladie. Je suis convaincu qu'on peut guérir presque tous les malades, (excepté les cas, où la maladie commence par une paralysie du système nerveux ganglionaire du ventre) en leur appliquant, dés les premiers moments de la maladie, les remèdes, que je vais expliquer plus tard.

Plusieurs de mes collègues ont suivi mon procédé et un grand nombre des médecins en Suède en 1853, et avec succès.

Dans le tems où l'épidémie de la fièvre intermittente alterne avec le Choléra, on remarque l'aspect réunissant les deux caractères de maladies. On voit des cas de Choléra, présentant le caractère d'une fièvre intermittente irrégulière et des cas de fièvre, combinés de symptomes cholériques. On les guérit seulement par la quinine.

Vers l'extinction du Choléra, en Novembre, qui avait fait sentir ses premiers effets au mois d'Août, on a pu observer beaucoup de cas de la fièvre nerveuse (typhus abdominal) et si on ne remarque pas le Choléra dans le mois de Juillet jusqu'au mois d'Octobre, on a l'occasion de voir une épidémie du typhus, commençant au mois de Septembre et durant jusqu'en Novembre, remplaçant le Choléra. De 1837 à 1848 nous n'avons pas eu le Choléra, mais lieu des épidémies très prononcées du typhus abdominal.

Les symptômes et la nature du Choléra.

Pendant une épidémie du Choléra, presque chacun est un malade cholérique, parceque tout le monde sent:

1) une lassitude dans les jambes, de l'impuissance pour des mouvements d'effort;

2) une oppression à l'épigastre, accompagnée d'éructation d'un air insipide et de nausée;

3) on remarque un gargouillement dans le ventre et des flatuosités inodores;

4) une disposition à la formation d'excréments fluides et jaunâtres;

5) de petits refroidissements et des fautes diétetiques, augmentent les symptomes ci-dessus désignés, jusqu'au développement du Choléra.

Tirons les consequences de ces remarques:

dans une épidémie du Cholèra, presque chacun éprouve une lésion de la moëlle épinière, se manifestant par l'action aliénée du système ganglionaire abdominal et par des difficultés dans les mouvements. Par la première lésion, on remarque une sécrétion altérée du foïe et par cela un sécret bilieux altéré et diminué, puis une sécrétion forte de la membrane muqueuse des intestins et un développement extraordinaire de gaz, acide carbonique, accompagné d'une lassitude dans les muscles des jambes.

Sous l'influence d'un exès diétetique ou d'un refroidissement de la peau, ou bien d'un excès d'inquietude etc. on remarque le développement de tous les symptomes:

1) une action morbide excessive de la moëlle épinière, se manifestant par des contractions véhémentes des muscles de l'estomac, des intestins et des jambes. On voit paraître des vomissements et des diarrhées douleureuses et abondantes;

2) on remarque une entière suppression de la sécrétion du foie et à sa place une sécrétion copieuse dans les intestins, soit de gaz carbonique, soit d'un fluide grisâtre et troublé par des molécules blanchâtres;

3) on voit simultanément un défaut de la sécretion des reins,

Tous ces symptomes sont la progression naturelle des sensations morbides, que presque tous le monde éprouve plus ou moins, dans une épidémie du Choléra.

À l'égard des symptomes du Choléra en particulier, on remarque :

1) Que la peau perd son élasticité et devient sèche et tenace; pliée, on voit que le pli de la peau, reste quelques moments en suspend. La couleur du visage est cyanosée et les yeux rentrent dans leur orbite.

2) La température du corps diminue dans l'aiselle jusqu'à 25° R., sur la langue à 20°, mais elle augmente dans l'anus jusqu'à $31 - 31\frac{1}{2}°$ R.

3) La circulation du sang est altérée, le pouls devient petit, et ne se sent presque plus. On entend encore an commencement du Choléra les deux sons des battements du coeur, puis le second son s'évanuit, parce que les valvules semilunaires de l'aorte ne se remplissent plus de sang, pendant la diastole du ventricule gauche du coeur. La cause de cette apparition est due au défaut de sang.

4) La respiration change peu à peu, de manière que l'air expiré est froid et sec, tandis que cet air, dans l'état normal du corps, est chaud et humide. L'air inspiré ne se décompose pas par le procédé de la respiration, parceque le sang ne peut plus se mêler avec l'oxygène de l'air. La chaleur du corps est le résultat de cette décomposition, dans les poumons et dans la circulation, et là, où ce dernier manque, on remarque la réfrigération du corps.

5) La voix devient enrouée et perd le timbre, la langue se refroidit et s'aplatit.

6) On remarque dans les muscles des jambes et des intestins, des contractions spasmodiques et très douleureuses. Simultanément on entend un gargouillement dans le ventre et l'on voit des dejections par la bouche, et par l'anus.

7) La peau est sans transpiration, elle est froide et sèche.

8) Les fluides, ci dessus désignés, montrent une réaction alcaline et contiennent une grande quantité de sels de sang, soit dissolus, soit en cristaux.

9) Les artères sont presque vides et sans élasticité, quand on ne sent pas les battements du pouls. Les muscles sont brunâtres et ont perdu leur irritabilité. Les veines contiennent un sang noir et peu fluide.

10) On trouve dans le sang une quantité remarquable d'urée. Le sang contient 768 parties aqueuses,

232 de substances du sang.

Ces dernieres sont composés

de 113 parties d'albumen (blanc d'oeuf)
109 de globules de sang
2,3 de fibrine
5,5 de graisse
10,6 de sels de sang

le sérum du sang contient 851 parties aqueuses
136 „ albumeniques
1,4 „ d'urée
1,4 „ de graisse
9,6 „ de sels de sang.

Sous le rapport de cette composition, on remarque dans l'état normal du sang 772 parties aqueuses

227 de substances de sang.

11) L'urine évacuée bientôt après la guérison, montre un poids spécifique de 1,006 — 1,008, tandis que l'urine

saine porte celui de **1,021 — 1,025**. Elle contient une grande quantité d'acide urique, mais elle ne contient pas ni sels de chaux ni de magnésie. Ces derniers sels sont remarqués dans l'urine, seulement dans la convalescence. Les molécules des fluides vomis et evacués, ne contiennent point d'albumen ni de fibrine; ils contiennent seulement les cellules de la couche superficielle de la membrane muqueuse des intestins.

12) Les fluides, évacués par l'anus, sont composés

de 976 parties aqueuses
24 organiques.

Ces dernières contiennent 14 parties de sels de sang et

7 „ d'une matière extractive,

tandis que les excréments des hommes sains, sont composés

de 12 parties de sels
27 „ d'une matière extractive,
9 „ d'albumen.

On remarque dans les excréments cholériques, une diminution considérable d'albumen, un défaut de bile et une abondance de sels de sang.

Tirons les conséquences:

1) le sérum du sang sain, contient **moins** d'albumen que le sang des malades cholériques (79 — 81 : 136);

2) la quantité des parties aqueuses est plus grande dans le sang sain (900 — 910 : 851 — 52);

3) le sérum contient une quantité considérable d'urée;

4) les sels de sang, nécessaires au transport de l'oxigène de l'air au sang, s'en vont par les excréments et par les fluides vomis;

5) le sang des hommes cholériques contient plus d'albumen et de fibrine que le sang sain;

6) la réfrigération du corps dans le Choléra, est la conséquence d'une respiration imparfaite.

En examinant le Choléra du point de vue chimique, on
peut dire, qu'il provient:

1) d'une perte excessive des sels de sang et du sérum;

2) d'une coagulation de l'albumen et de la fibrine dans
les vaisseaux du corps, produite par la perte des sels.

3) d'un anéantissement des rapports, qui doivent exister
entre les globules de sang et l'oxigène de l'air.

En observant les desordres dans les fonctions des grands
centres des nerfs, on remarque:

1) un défaut d'énergie dans les muscles, pendant les pré-
sages du Choléra;

2) une contraction douleureuse et spasmodique de tous
les muscles du ventre, des intestins et des jambes;

3) une sécrétion anomale des intestins et un défaut total
de celle du foie et des reins.

Les causes de ces symptômes proviennent du sang, sur-
chargé de carbone (carbogène), en état d'hyper carbonisation,
suffisant pour la nutrition et l'excitation de la moëlle épinière,
des muscles et de la cervelle, d'une manière régulière.

L'autopsie des cadavres démontre, que les vaisseaux de
la moëlle, des muscles, de la cervelle et de la membrane
muqueuse des intestins, sont surchargés d'un sang noir et
épais.

Les ganglions des nerfs abdominaux, dépendant de la
moëlle et de la cervelle, se trouvent simultanément dans un
état irrégulier. Leurs fonctions régulières sont: la nutrition
du corps, ainsi l'assimilation dans les tissus organiques, la
sécrétion et la circulation. Toutes ces fonctions sont
troublées.

La transpiration de la peau est réprimée, l'oxigène de

l'air inspiré ne se combine plus avec le sang, par le moyen des poumons et de la circulation dans les vaisseaux capillaires, parceque cette dernière est presque morte, la sécrétion dans la membrane muquense des intestins est aliénée, le foie et les reins ne fonctionnent plus

Les causes de ces symptomes proviennent de la statique des nerfs. Suivant les lois de cette statique, une partie d'un nerf, ou d'un complexe de nerfs devient inactive, quand l'autre partie est devenue très active. Ainsi dans le Choléra: la peau, les poumons, le foie et les reins sont sans action, presque partout paralysés, tandis que l'activité des ganglions est excessive dans la sécrétion de la membrane muqueuse de l'éstomac et des intestins. L'inactivité des premiers organes provient seulement de la paralysie qui nait des nerfs ganglionaires de ces organes.

C'est sur cette loi que se fonde la possibilité de guérir les malades.

La seconde loi est:

si l'on parvient à activer la partie inactive d'un nerf, ou d'un complexe de nerfs, on peut ramener l'activité excessive à l'état régulier.

S'il est possible de provoquer les fonctions du foie, des reins, des poumons et de la peau, on diminue la sécretion intestinale et l'accumulation du sang dans les centres des nerfs, disparaîtra. La peau froide se réchauffe et la couleur cyanosée disparaît; celle-ci provienn enten partie de la paralysie de la circulation dans les vaisseaux capillaires, qui produisent la chaleur et la participent au corps. Cette paralysie est suivie d'une stagnation du sang dans les grandes veines, ainsi que d'une suppression du procédé chimique de la respiration.

On remarque dans le Choléra, que la respiration n'est,

qu'un acte mécanique, car l'air sort de la bouche aussi froid, qu'il est entré dans les poumons; il contient fort peu de parties aqueuses et d'acide carbonique.

La voix enrouée, n'est que la conséquence d'une paralysie du nerf pneumo-gastrique, qui naît d'une accumulation de sang veineux, dans la membrane muqueuse de la glotte.

La commutation des battements du coeur, provient du défaut de sang dans la partie gauche du coeur, parceque les valvules sémilunaires de l'Aorte ne se tendent plus. Cette tension provient seulement de l'action de remplir les valvules de sang et produit le second son des battements du coeur. L'action du coeur, n'est dans cette période du Choléra, qu'un mouvement mécanique et ondulatoire.

Les apparitions dans la convalescence sont:

1) la restauration du procédé respiratoire, la décarbonisation du sang veineux et le retour de la chaleur du corps.

2) Le rétablissement du pouls, qui accuse simultanément la chaleur, révivifiant la peau, la transpiration et une amélioration de la physionomie et de la couleur du visage.

3) Simultanément on remarque l'action rétablie du foie, la cessation du gargouillement, des dejections par la bouche et par l'anus et des contractions spasmodiques.

4) Plus tard, on trouve la sécretion de l'urine, rétablie souvent ce n'est qu'après vingt-quatre heures, que tous les autres organes se trouvent en activité régulière.

Seulement les apparitions de tous ces symptómes nous autorisent à augurer d'une manière favorable de l'état du malade.

Les causes du Choléra.

J'ai demontré que l'air, pendant l'épidémie du Choléra, ne contient aucune électricité p o s i t i v e, mais à sa place on peut observer un état électrique indifférent ou négatif. Un homme a besoin, pour chaque inspiration des poumons, de 5,10 d'oxigène, quand l'air montre un état positif d'électricité, et de 4,10, quand on observe un état négatif. La quantité d'air à respirer, est encore moindre, quand on observe un état indifférent de l'air.

Pendant le Choléra, j'ai trouvé, que le nombre des jours, où on observe l'ectricité négative, est de 4 et là òu l'on trouve l'etat indifférent, est de 8.

1) Lors d'un état d'électricité indifférent ou négatif, le sang d'un homme consomme moins d'oxigène dans un tems donné que dans un état d'électricité positive, en admettant une égalité du nombre des inspirations et de la quantité de l'air inspiré. La conséquence de ce fait, est une accumulation du carbone dans le sang.

2) C'est un fait, que la quantité pondérable d'oxigène est moindre, dans une quantité mesurée de l'air, quand il contient une grande quantité de parties aqueuses et montre une température élévée, car là, où se trouvent les parties aqueuses, l'oxigène et l'azot de l'atmosphère ne peuvent prendre place. En été l'expansion de l'air est plus grande par la chaleur, que dans une température basse. Ainsi chacun prend moins d'oxigène en un pied cube en été, qu'en hiver.

Mais plus haut, nous avons vu, que toutes les apparitions du Choléra proviennent d'une hypercarbonisation du sang et d'une suppression de tous les organes, qui sont destinés à éloigner le carbone et ses combinaisons. Ces organes sont le foie et les poumons.

Toutes ces causes opèrent simultanément. Les conséquences de cet état augmentent les causes morbides et malheureusement elles s'unissent, pour miner la vie en peu de tems.

Les symptômes, accompagnant la convalescence, tels que la transpiration; le rétablissement de la respiration et de la sécretion du foie opèrent la décarbonisation du sang. La sueur et l'haleine contiennent l'acide carbonique et la bile est composée d'une grande quantité de carbone et d'hydrogéne.

Ainsi, si la maladie s'éteint par l'élimiuation de carbone, on est autorisé à chercher les causes du Choléra dans les points désignés.

On remarque dans le tems d'une épidemie du Choléra, que tout le monde transpire légèrement et produit du gaz carbonique en grande quantité dans les intestins. En supprimant la transpiration, on remarque le développement du Choléra et principalement parceque les grands centres nerveux se trouvent dans un état irrégulier d'excitation.

Il en résulte: **que le Choléra est une maladie, provenant d'une hypercarbonisation du sang, d'une élimination contrariée de cette surabondance par les poumons et par le foie, d'une excitation vicieuse de la cervelle, de la moëlle épinière et des ganglions nerveux, qui finit par une paralysie des ganglions, dont résulte généralement la circulation et le procédé chimique de la respiration.**

La thérapie.

De tous les remèdes contre le Choléra, le calomel mérite sans contredit la première place et l'on peut affirmer, que là où il reste sans effet il y-a-peu d'espoir de sauver les malades.

Dès que le calomel aura excité l'activité du foie, et que l'on remarque que l'évacuation par l'anus est d'une teinte verte, le malade sera sauvé.

En général, pour commencer, 1 — 2 grain, appliqués d'une à deux heures, suffisent. Mais lorsque les vomissements continuent avec opiniâtreté, on peut administrer de 5 — 10 grain, ayant alors la perspective que, malgré le vomissement, il en restera toujours quelque chose à l'estomac.

À la convalescence on remarque souvent l'apparition du ptyalisme.

Le camphre prend la seconde place efficace; il a pour effet d'exciter légèrement le système nerveux. Il a pour but d'activer la circulation du sang, une expasion du sang même, d'amener une transpiration et de restraindre la sécrétion des intestins.

Il offre donc un grand appui à l'emploi du calomel, car tout en rendant justice à l'effet de ce dernier, cet effet peut n'être que restreint.

C'est l'opium que je placerai au troisième rang. Il augmente l'irritabilité des muscles du boyau et active la transpiration, diminue l'action convulsive des intestins et de l'estomac.

L'opium seul, est presque sans effet contre le Choléra, il est même nuisible dans un degré avancé de la maladie, en accélérant la veinosité du sang. Mais unie au camphre, il est d'une grande efficacité dans les cas légers et combiné avec le calomel dans les cas extrèmes, il est d'un effet plus décisif encore.

Je fais l'ordonnance suivante pour les cas legéres.

    R. Mucilaginis Mimosae Uncias quatuor

    Camphorae grana sex

    Tinct. Opii simplicis scrupulum unum

        (ou un grain d'opium).

Toutes les deux heures une cuillère à bouche à prendre.

Pour les cas extrèmes j'ordonne

R. Calomel grana sex

Opii granum unum

Camphorae grana sex

on fait de ce remèdes six pilules et on fait prendre toutes les deux heures une pilule, -

Comme quatrième remède du emploit des sinapismes ou de l'esprit de sinapis niger, pour faire des frictions très souvent sur le ventre.

Un remède sublime, c'est la glace, donné frequemment par petits morceaux et en état d'eau glacé. S'on emploi, produit l'effet le plus efficace contre le vomissement et la soif ardente. Une compresse, trempée dans l'eau glacé et appliquée sur le creux de l'estomac et aussi souvent rénouvellée, qu'elle devient chaud, fait disparaître l'anxiété et les vomissements.

En voyant un malade cholérique, auquel on n'a pas encore appliquée de rémèdes, dont le pouls est insensible et la peau froide, on le deshabille, le place dans une baignoire et lui fait des affusions d'eau froide, pendant 2 — 3 minutes et puis des frictions d'eau froide. Après cette opération on le fait placer au lit, bien couvrir de couvertures de laine, pour provoquer la transpiration. Mais, pendant ce traitement aucun rémèdé ne doit lui être appliqué. On renouvelle ce procédé aussi long-tems que les symptomes s'aggravent.

Imprimerie de F. Wehning à Stettin.